DES

DÉVIATIONS UTÉRINES

CONSIDÉRÉES

COMME OBSTACLES A LA FÉCONDATION

Par A. P. PIQUANTIN

DOCTEUR EN MÉDECINE DE LA FACULTÉ DE PARIS

ANCIEN EXTERNE DES HOPITAUX DE PARIS

ANCIEN CHEF DE CLINIQUE CHIRURGICALE ET OPHTHALMOLOGIQUE DU DOCTEUR FANO

EX-MÉDECIN AIDE-MAJOR A L'ARMÉE DU RHIN ET A L'ARMÉE DE LA LOIRE

PARIS

ADRIEN DELAHAYE, LIBRAIRE-ÉDITEUR

Place de l'École de Médecine

1873

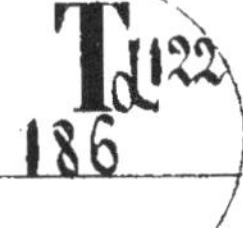

DES

DÉVIATIONS UTÉRINES

CONSIDÉRÉES

COMME OBSTACLES A LA FÉCONDATION

PARIS. TYPOGRAPHIE E. PLON ET Cie.

DES

DÉVIATIONS UTÉRINES

CONSIDÉRÉES

COMME OBSTACLES A LA FÉCONDATION

Par A. P. PIQUANTIN

DOCTEUR EN MÉDECINE DE LA FACULTÉ DE PARIS

ANCIEN EXTERNE DES HOPITAUX DE PARIS

ANCIEN CHEF DE CLINIQUE CHIRURGICALE ET OPHTHALMOLOGIQUE DU DOCTEUR FANO

EX-MÉDECIN AIDE-MAJOR A L'ARMÉE DU RHIN ET A L'ARMÉE DE LA LOIRE

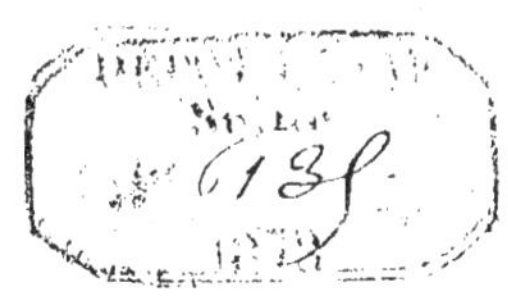

PARIS

ADRIEN DELAHAYE, LIBRAIRE-ÉDITEUR

Place de l'École de Médecine

1873

AVANT-PROPOS

. . . . Qui ne sait quel immense intérêt s'attache souvent dans les familles à la naissance d'un enfant?

VELPEAU.

L'étude de la stérilité est presque une question d'actualité. Les derniers recensements faits en France prouvent, en effet, que le nombre des naissances est peu considérable relativement à celui des décès, tandis que dans beaucoup de pays, en Allemagne notamment, le chiffre de la population s'élève chaque année dans de grandes proportions. Cela est grave, tant au point de vue social qu'à celui de la destinée des peuples; et si, d'un côté, la dépopulation est une cause d'affaiblissement pour un pays, la naissance d'un enfant a souvent une immense importance dans les familles.

Quelles sont les causes de stérilité? Elles sont infiniment nombreuses, et, sans compter les funestes doctrines de Malthus, qui tendent à se propager chez nous, et dont nous n'avons pas à nous occuper ici, ces causes méritent d'être étudiées et ne l'ont pas encore été suffisamment jusqu'à ce jour.

Il eût été au-dessus de nos forces d'entreprendre un pareil travail; aussi, suivant le conseil de notre savant maître, M. le professeur Pajot, nous nous sommes borné à l'étude des déviations de l'utérus, considérées comme obstacles à la fécondation.

Le travail que nous avons entrepris comporterait, sans doute, un développement plus considérable et une étude plus approfondie du sujet, mais l'insuffisance de notre expérience personnelle nous constituera, nous l'espérons, un titre à la bienveillance de nos juges.

Avant de commencer cette étude, nous remercions M. le professeur Pajot des conseils qu'il a bien voulu nous donner et des observations qu'il a daigné mettre à notre disposition.

DES

DÉVIATIONS DE L'UTÉRUS

DÉFINITION.

Il y a déviation de l'utérus quand le grand axe de cet organe ne correspond plus, *en tout ou en partie*, avec celui du détroit supérieur du bassin.

Il résulte de cette définition que les déviations doivent être étudiées sous deux formes différentes : la première est celle dans laquelle l'organe entier a abandonné l'axe du grand bassin ; dans la seconde, l'utérus s'est fléchi sur lui-même. A la première forme, Velpeau a donné le nom de « *inclinaisons* » ; et à la seconde, celui de « *inflexions* » (1).

Les inclinaisons ont lieu lorsque l'organe, *chavirant en masse*, pour me servir de l'heureuse expression de M. le professeur Pajot, abandonne l'axe du grand bassin, de sorte que sa direction n'est plus celle du détroit supérieur. Dans les inflexions, la déviation n'est plus la même, le grand axe de l'utérus s'est fléchi sur lui-même, et ne correspond plus à l'axe du détroit supérieur.

Selon que l'utérus a son grand axe tourné en avant ou en arrière, la déviation est désignée sous le nom d'*antéversion* et de *rétroversion* ; on distingue aussi les inclinaisons à droite et à gauche, ou *latéroversions*.

(1) *Gazette des hôpitaux*, 1845. Hôpital de la Charité : *Leçons sur les maladies des femmes*, rédigées par M. Pajot.

Dans les inflexions, lorsque le fond de la matrice est fléchi en avant, la déviation porte le nom d'*antéflexion;* dans le cas contraire, elle est appelée *rétroflexion.* Dans les cas plus rares de flexion à droite ou à gauche, la déviation prend le nom de *latéroflexion.* Les nuances intermédiaires à ces déviations ont été décrites par quelques auteurs sous les dénominations de : *anté-latéroversion, rétro-latéroversion, anté-latéroflexion, rétro-latéroflexion,* mais l'usage a prévalu de comprendre leur description dans celle des variétés principales que nous venons d'énumérer.

HISTORIQUE.

La connaissance des déviations de l'utérus remonte à l'antiquité, les auteurs anciens en font mention; Hippocrate en décrit les symptômes : « Hic autem morbus lethalis est, si « uteri ad lumbos medios fuerint, dolor imum ventrem, « deinde crura detinet, cumque ventris onus detinet, acu- « tiores suboriuntur, stercusque nonnisi vi progreditur, urina « guttatim fertur (1)... »

Il considérait la conception comme un mode de guérison : « Morbo autem liberatur ubi conceperit. »

Dans un autre passage, il préconise l'emploi des éponges pour redresser l'utérus : « Postea appositas spongias ex lumbis « religato mulier os uterorum corrigat et dirigat... »

Aétius a laissé une bonne description de l'antéversion, de la rétroversion et de leurs symptômes (2).

Ambroise Paré a seulement développé les opinions d'Hippo-

---

(1) *De natura muliebri* et *De morbis mulierum.*

(2) *Tetrabiblos*, ch. LXXVII.

crate et d'Aétius, et c'est à Morgagni que sont dues les premières données positives sur ces déviations; dans sa quarante-sixième lettre, il rapporte l'autopsie d'une femme chez laquelle l'utérus était dévié à gauche et *tombait en avant*.

Ce fut un professeur de Paris, Grégoire, qui donna à l'étude de ces déviations une impulsion toute nouvelle. En 1750, il citait un exemple de rétroversion pendant la grossesse, et l'un de ses élèves, Walter Wall, chirurgien anglais, à son retour en Angleterre, en fit connaître un cas à William Hunter. Aussitôt, plusieurs médecins anglais publièrent des observations de cette maladie (1); et Hunter faisait une classification de la rétroversion, que Frédéric Jahn devait modifier quelques années plus tard (2).

C'est encore à un médecin français, Levret, que revient l'honneur d'avoir fait connaître le premier l'*antéversion*, qu'il appelait *renversement transversal* (3).

Un chirurgien de Lyon, Desgranges, fut couronné par l'Académie, en 1785, pour un mémoire dans lequel il avait rassemblé toutes les observations d'antéversion et de rétroversion de l'utérus, publiées par les médecins de différents pays. Depuis cette époque, ces affections ont été étudiées avec soin et bien décrites par madame Boivin et par Dugès, par Baud, par Velpeau, par Valleix et par Aran, qui leur consacre un chapitre très-intéressant dans ses *Leçons cliniques sur les maladies de l'utérus*. On trouve aussi des documents très-précieux au sujet de ces déviations dans les *Mémoires de l'Académie de médecine*, dans les *Bulletins de l'Académie de médecine* (4), et dans les thèses de MM. Ameline et Piachaud.

---

(1) *Medical Observations and inquiries*, vol. V.
(2) *De utero retroverso;* Iéna, 1787.
(3) Ancien *Journal de médecine*, 1773.
(4) *Mémoires de l'Académie de médecine*, 1838, et *Bulletins de l'Académie de médecine*, 1849.

Quant aux inflexions, Levret, qui en fait mention, les range au nombre des inclinaisons, dont il ne cherche pas à les différencier. Le premier ouvrage relatif à ces déviations est dû à Matthias Saxtorph, qui le publia en 1775 (1).

Mais les rétroflexions dont il est fait mention jusqu'alors ne sont relatives qu'à des cas où elles compliquent la grossesse, et ce ne fut qu'en 1802 que Denman, le premier, fixa l'attention des praticiens sur un cas de rétroflexion de l'utérus à l'état de vacuité, qu'il observa à la suite d'un accouchement et qu'il attribuait à la rétention de l'urine dans la vessie (2).

Baudelocque, Dugès et madame Boivin s'occupèrent également des flexions de l'utérus, mais la flexion antérieure de cet organe à l'état de vacuité ne fut guère connue qu'en 1827, par la thèse inaugurale de M. Ameline, qui le premier lui a donné le nom d'antéflexion qu'elle a conservé, et en a rapporté un cas qui lui avait été communiqué par madame Boivin.

Depuis cette époque, de nombreux travaux ont été publiés sur les flexions de la matrice; les recherches de Velpeau, de Lacroix (3), ont donné une impulsion nouvelle à l'étude de cette maladie, qui a été admirablement traitée par M. Piachaud (4) et par mon excellent maître, M. Cusco (5).

Parmi les travaux qui ont contribué le plus à l'étude des flexions, il convient de citer encore ceux de Valleix (6), d'Aran (7), de Becquerel (8), et de M. Courty (9).

---

(1) *De ischuria ex utero retroflexo*, in *Societatis medicæ Hawniensis Collectaneæ*.

(2) *Pratique des accouchements*; traduction de Kluyskens; Gand, 1802.

(3) *Thèse de concours*, 1845.

(4) *Des déviations de l'utérus à l'état de vacuité*; thèse inaugurale, 1852.

(5) *De l'antéflexion et de la rétroflexion de l'utérus*; thèse de concours, 1853.

(6) Valleix, *Manuel du médecin praticien*, Ve vol.

(7) Aran, *Leçons sur les maladies de l'utérus*.

(8) Voy. Becquerel, *Maladies de l'utérus*.

(9) A. Courty, *Maladies de l'utérus et de ses annexes*, 1866.

FRÉQUENCE.

Malgré les nombreuses recherches auxquelles nous nous sommes livré, il nous est difficile de formuler une opinion bien arrêtée au sujet de la fréquence des déviations de l'utérus; les statistiques établies jusqu'ici conduisent aux résultats les plus contradictoires. Cependant la plupart des auteurs qui ont écrit récemment sur ce sujet considèrent les déviations comme très-nombreuses, et cette opinion nous paraît très-vraisemblable, en raison des causes si multiples qui peuvent lui donner lieu.

Aussi est-ce avec beaucoup d'à-propos que Velpeau s'exprimait ainsi : « S'il est quelque chose qui doive étonner, c'est « que les déviations utérines, inclinaisons ou inflexions, ne « soient pas encore plus communes, tant sont nombreuses et à « chaque instant répétées les causes qui les peuvent faire « naître (1). »

Une des meilleures statistiques qu'il nous ait été donné de consulter à ce sujet est celle que l'on trouve dans Becquerel (2), et qui a pour objet les recherches faites par M. Ball sur 100 utérus recueillis chez des femmes ayant succombé aux maladies les plus diverses. Cette statistique a donné les résultats suivants :

71 utérus avaient une direction verticale,
15 — étaient en antéversion,
2 — — rétroversion,
9 — — latéroversion droite,

(1) *Gazette des hôpitaux*, 1845, *loc. cit.*
(2) *Loc. cit.*

5 — — latéroversion gauche,
5 — — antéflexion,
1 — — rétroflexion,
1 — — latéroflexion droite,
0 — — latéroflexion gauche.

D'après ce qui précède, on remarque que dans neuf cas il y eut coexistence de déviations différentes; on les trouva combinées de la manière suivante :

Antéflexion et latéroversion dans 4 cas.
Rétroflexion et latéroflexion — 1 —
Antéversion et latéroversion — 4 —

De cette statistique, il résulte que 29 femmes sur 100 étaient atteintes de déviations de l'utérus, et que Velpeau était dans le vrai quand, faisant allusion à ces difformités, il disait : « ..... Beaucoup de praticiens les ignorent, parce que beaucoup passent inaperçues, d'autant que ce sont souvent des « dérangements sans gravité, et dont les conséquences sont « ordinairement subordonnées à la constitution, à la condition, et surtout au caractère des femmes qui en sont atteintes. « Nous n'ignorons pas que quelques personnes prétendront « que nous voyons ces déviations même quand elles n'existent « pas, quand nous affirmons, comme nous le faisons ici, que « la plupart des femmes traitées pour d'autres affections de la « matrice, *n'ont rien autre chose que des inflexions utérines*, et « nous dirons surtout que, 18 *fois sur* 20, *les malades souffrant de la matrice* ou de quelque partie de cette région, « celles, par exemple, auxquelles on trouve des engorgements, « *sont affectées de déviations de l'utérus* (1). »

(1) Hôpital de la Charité : *Leçons sur les maladies des femmes*, rédigées par M. Pajot. *Gazette des hôpitaux*, 1845.

L'opinion de Velpeau est confirmée par les recherches de M. Ball, et malgré l'incrédulité qui accueillit le célèbre chirurgien de la Charité à l'Académie de médecine en 1849 (1), un certain nombre d'observateurs se rangèrent néanmoins à son opinion; et quelque temps après, dans une note publiée à ce sujet (2), le docteur Deville écrivait : « ..... Après cette « forme de métrite chronique caractérisée en particulier par « du catarrhe utérin, *la lésion la plus commune* et qui en est « souvent la conséquence, qu'on observe dans l'utérus de la « femme, c'est la déviation. »

Parmi les déviations de l'utérus, quelles sont celles que l'on observe le plus souvent?

Si l'on se reporte aux intéressantes recherches de M. Ball, on reconnaît que ce sont les antéversions qui sont les plus nombreuses, puisqu'elles entrent dans la proportion de quinze sur un total de vingt-neuf déviations; quant aux antéflexions, elles figurent au nombre de cinq, contre une rétroflexion.

Pour le docteur Deville, les flexions sont plus fréquentes que les déviations totales. « Quant au sens dans lequel la « flexion peut s'opérer, ajoute-t-il, la rétroflexion m'a tou- « jours paru rare, je n'ai pas pu en trouver un cas démontré « par l'autopsie, mais j'en ai trouvé sur le vivant; l'*anté- « flexion* est presque la seule déviation qui se rencontre sur « le cadavre et qui soit *extrêmement fréquente* sur le vi- « vant (1). »

Velpeau ne s'est pas prononcé à cet égard. « C'est une question, dit-il, que nous ne saurions encore décider. »

Un grand nombre d'auteurs sont en opposition d'idées avec

---

(1) Voy. *Bulletin de l'Académie de médecine*, t. XV.
(2) *Revue médico-chirurgicale*, 1849, t. VI.
(3) *Loc. cit.*

le docteur Deville ; parmi eux, nous citerons Simpson, Lée et Huguier, qui considèrent la rétroflexion comme plus commune que l'antéflexion. Pour B. Bell, l'antéflexion serait le plus rare des déplacements.

Pour Kiwisch, l'antéflexion congénitale serait plus commune que la rétroflexion, mais la rétroflexion acquise serait, par contre, plus fréquente que l'antéflexion de même origine.

M. Boulard donne le résultat (1) de ses recherches sur 107 utérus de fœtus, de petites filles et de femmes adultes nullipares. Sur ces 107 utérus, il aurait trouvé 100 déviations, dont 98 dans le sens de l'antéflexion et 2 rétroflexions. Bien que cette statistique nous paraisse de peu de valeur, parce que M. Boulard n'a pas tenu compte des circonstances propres aux divers âges et aux conditions diverses des femmes, elle n'en fait pas moins ressortir la fréquence des antéflexions, relativement aux rétroflexions.

Quoi qu'il en soit, nous pensons que l'antéflexion est plus commune que la rétroflexion. Deux raisons nous engagent à adopter cette manière de voir : 1° les faits observés par M. Ball, et desquels il résulte que sur 71 déviations il existait 5 antéflexions, tandis qu'on n'avait observé qu'une seule rétroflexion; 2° la disposition normale de l'utérus avant l'âge de puberté. Des recherches anatomiques ont été faites par plusieurs observateurs, et il est un fait maintenant acquis à la science, c'est que l'utérus, chez les petites filles et chez les jeunes filles impubères, est normalement fléchi en avant, et que ce n'est qu'à l'époque de la puberté que cet organe affecte une direction verticale. Il nous paraît donc très-rationnel d'admettre que, sous l'influence des causes qui peuvent amener des flexions, l'utérus conserve une certaine tendance à s'infléchir en avant

(1) Boulard, *Thèse inaugurale*; Paris, 1853.

et à reprendre la situation qu'il occupait avant la puberté. Nous nous rapprochons en ceci de l'opinion exprimée par Aran lorsqu'il dit : « Ce qu'il y a de vrai, c'est que, dans « l'adolescence et la première jeunesse, c'est l'antéflexion qui « domine, surtout chez les femmes qui n'ont pas eu d'enfant ; « plus tard, l'antéflexion reste encore assez fréquente, et ce « n'est que très-tard et par le fait de grossesses multipliées « qu'on voit paraître la *rétroflexion, bien moins fréquente,* par « conséquent, d'une manière générale, que l'*antéflexion;* et si « dans mes premières recherches j'ai été conduit à des résul- « tats contraires, c'est que j'ai considéré seulement des résul- « tats statistiques bruts, sans les rattacher aux conditions par- « ticulières qui les régissent (1). »

Quant aux inflexions latérales, elles ont été assez peu observées jusqu'à ce jour, probablement parce qu'elles sont, dans la majeure partie des cas, combinées avec d'autres déviations. Velpeau (2) ne les considérait pas néanmoins comme très-rares, et il citait des cas dans lesquels l'un des bords de l'utérus avait été trouvé plus court que l'autre de 1, 2, 3 et même 4 centimètres; il avait de plus observé que le siége de ces inflexions est situé plus haut que pour les flexions qui surviennent en avant ou en arrière. Dans les latéroflexions, c'est le plus souvent vers le milieu du grand axe de l'utérus que siége la lésion; Velpeau en rapporte un cas dans lequel l'autopsie permit de reconnaître que l'organe s'était coudé sur le côté gauche et dans le voisinage de l'angle supérieur.

Valleix dit ne les avoir jamais rencontrées seules.

Au point de vue du sujet qui nous occupe, la stérilité, les latéroflexions jouent un rôle aussi important que les autres inflexions.

(1) Aran, in *loc. cit.*

(2) Voy. in *Gazette des hôpitaux*, 1845.

Les latéroflexions sont-elles plus fréquentes d'un côté que de l'autre? Dezanneau les a observées plus fréquemment à droite qu'à gauche. Dans la statistique de M. Ball, on trouve un cas de latéroflexion à droite, tandis qu'il n'existe aucun cas de latéroflexion à gauche parmi les déviations dont il rapporte les observations. Cela tient à la situation du rectum, qui, placé à gauche, est susceptible, lorsqu'il est distendu par les matières fécales, de repousser la matrice du côté opposé. Velpeau admettait cette probabilité, et bien que la plupart des auteurs n'aient pas résolu cette question, les observations de Dezanneau et de M. Ball concluent en faveur de cette opinion.

A l'égard de la fréquence absolue et relative des inversions, nous avons constaté autant de contradictions que pour les inflexions. Les auteurs sont presque tous en désaccord sur cette question, ce qui est dû vraisemblablement à ce que la plupart d'entre eux ont confondu les inflexions et les inversions et n'ont pas suffisamment tenu compte des cas dans lesquels ces déviations se trouvent combinées, ce qui est peut-être plus fréquent qu'on ne le suppose à première vue. Bien souvent, en effet, l'inclinaison totale de l'organe complique la flexion, et Velpeau en a donné une excellente raison. « Si, dit-il (1), l'on « recherche pourquoi l'utérus plié sur lui-même est presque « toujours en même temps basculé dans sa totalité, le raison- « nement le démontre bientôt; il est, en effet, facile à concevoir « que la flexion du fond de l'organe est une cause puissante « d'inclinaison de l'axe tout entier; le fond fléchi en avant, « par exemple, entraînera par son poids et sa position le col « en arrière; il en résultera une antéversion qui compliquera « l'antéflexion. »

Sur les 71 cas rapportés par M. Ball, la combinaison des déviations n'existait que neuf fois; mais nous pensons qu'en

(1) In *loc. cit.*

général cette complication doit être plus fréquente, bien que la moyenne qu'il donne représente déjà 12 pour 100.

Paul Dubois considérait l'antéversion comme assez commune dans l'état de vacuité et la rétroversion comme très-rare.

Sweighauser rapporte 39 cas de rétroversion sur 44 déviations.

Pour madame Boivin et Dugès, l'antéversion est beaucoup plus fréquente que la rétroversion; M. Lacroix est d'une opinion contraire (1).

Valleix a observé plus d'antéversions que de rétroversions (2).

Basant notre opinion sur la fréquence des antéflexions, auxquelles elles sont combinées dans un certain nombre de cas, nous pensons que les antéversions sont plus nombreuses que les rétroversions; nous sommes d'ailleurs parfaitement d'accord en cela avec la statistique de M. Ball.

ÉTIOLOGIE DES DÉVIATIONS DE L'UTÉRUS.

Parmi les trop nombreuses affections qui figurent dans les cadres nosologiques, il n'en est pas une seule, peut-être, à laquelle on puisse assigner autant de causes qu'aux déviations utérines.

Nous étudions avec soin l'étiologie de cette maladie, parce que de la connaissance complète de ces causes dérivent de précieuses indications pour le traitement prophylactique de

(1) Lacroix. *Thèse de concours*, 1845.

(2) *Loc. cit.*

l'affection elle-même et de la stérilité qui en est trop souvent la conséquence.

Développement de l'utérus. — M. Nélaton a dit : « Une dis-« position spéciale, congénitale ou acquise, physiologique ou « pathologique, est la condition première, je n'ose pas dire « indispensable, de ces déformations de l'utérus dont l'étiolo-« gie reste encore entourée de beaucoup d'obscurité (1). »

Actuellement, l'étiologie des déviations utérines est bien connue et les conditions auxquelles fait allusion M. Nélaton ont été parfaitement étudiées; leur influence sur la production des déviations utérines est maintenant hors de doute.

Il est admis dans la science que le grand axe de la matrice correspond à celui du détroit supérieur du bassin, chez la femme adulte et normalement conformée.

Mais la direction de ses deux parties constituantes, corps et col, varie aux diverses périodes de la vie de la femme. Chez le fœtus et la petite fille, M. Boulard l'a démontré (2), l'état normal est l'antéflexion ; c'est à l'époque de la puberté que l'appareil génital, le corps de l'utérus surtout, prend un accroissement rapide qui porte principalement sur ses parois, lesquelles, de peu résistantes qu'elles étaient, prennent une notable consistance. Sous l'influence de cette augmentation de densité dans les parois de l'organe, le redressement s'opère, et il ne reste plus de l'antéflexion qu'une légère antécourbure, qui s'efface peu à peu sous l'influence des progrès de l'âge et des fonctions de l'organe. Tel sont les phénomènes qui accompagnent l'évolution normale de l'utérus au moment de la puberté ; mais M. Cusco (3) a fait remarquer que si, à ce moment,

(1) *De l'influence de la position dans les maladies chirurgicales.*

(2) *Thèse inaug.;* Paris, 1853.

(3) *Thèse citée.*

l'inflexion normale disparaît, à ce moment aussi les inflexions anormales se produisent. « Chez la jeune fille, dit-il, il peut se « joindre à l'inflexion normale un certain degré de plus qui « donne à cette inflexion une rigidité et une résistance parti- « culières, et qui est déjà le produit d'un développement irré- « gulier. »

Déjà madame Boivin et Dugès (1) avaient signalé l'influence de la puberté. « ..... La rapidité avec laquelle, disent-ils, la « matrice se développe vers l'âge de douze à quatorze ans, « explique mieux comment dans d'autres cas, un développe- « ment, plus complet d'un côté que de l'autre a pu amener « une incurvation en quelque sorte organique. »

L'hypothèse de M. Cusco est d'autant mieux fondée que l'existence des *déviations congénitales* n'est plus mise en doute par personne.

Velpeau et M. Giraldès en ont constaté l'existence; madame Boivin et Dugès en citent deux cas remarquables, dans lesquels l'utérus était fléchi en arrière; Paul Dubois a aussi observé un cas de rétroflexion congénitale; M. Deville et M. Bell en ont observé chacun un cas; on en doit une observation très-intéressante à M. Piachaud (2); Kiwisch (3) et Huguier en ont cité des exemples, et Valleix, qui en a observé un cas intéressant, fait remarquer avec raison que ces inflexions portent presque toutes sur la face antérieure de l'utérus.

Il suffira donc que ces difformités persistent malgré la puberté, pour donner lieu à des *déviations d'origine congénitale*. M. Boulard admettait que l'inflexion était normale chez les femmes adultes qui n'avaient point eu d'enfants; M. Cusco

(1) Édition 1833.
(2) *Thèse citée.*
(3 Kiwisch, *Des maladies utérines;* Prague.

combat cette opinion : « ..... Il aurait dû voir, dit-il à ce pro-
« pos, que si elles n'ont pas enfanté, c'est qu'elles avaient une
« inflexion anormale de l'utérus. Les observations de M. Bou-
« lard sur l'adulte n'auraient toute la valeur qu'il leur attri-
« bue que si elles avaient porté sur des filles incontestable-
« ment vierges. »

Une autre cause de déviation réside dans la *rapidité avec laquelle se développe l'utérus à l'époque de la puberté.* Ne suffit-il pas, comme le pense M. Cusco, que l'une des parois de l'organe se développe plus rapidement que l'autre paroi, pour qu'il en résulte une inflexion ? L'*atrophie* ou l'*hypertrophie* relative de l'un des côtés de l'utérus amènera presque certainement des modifications dans sa direction. Kiwisch (1), qui, lui aussi, a beaucoup insisté sur les déformations que peut subir l'utérus au moment de son développement, cite à l'appui de cette opinion des cas nombreux d'inflexion par suite d'arrêt de développement. Valleix (2) ne met pas en doute l'existence de cette cause.

On trouve aussi des causes de déviations résultant de la *statique de l'utérus.* Placé au centre de la cavité pelvienne, cet organe est en rapport en avant avec la vessie, avec le rectum en arrière, et il est susceptible d'éprouver certains déplacements, soit sous l'influence de causes directes, soit par l'action des organes qui l'avoisinent, le rectum et la vessie, par exemple. C'est probablement en raison de cette mobilité apparente de l'utérus que M. Cruveilhier soutenait que cet organe n'a pas de situation qu'on puisse considérer comme normale. Cette prétendue *indifférence de l'utérus* n'existe pas en réalité ; chez la femme bien constituée, lorsqu'il n'existe ni atonie des

(1) *Loc. cit.*
(2) *Loc. cit.*

tissus, ni adhérence, ni aucune autre cause d'origine pathologique, l'utérus se maintient toujours dans la même position relativement à ses moyens de suspension et aux organes voisins, et, si on le déplace, il tend sans cesse à reprendre cette position. Il ne faut donc pas considérer comme des déviations ces changements momentanés dans la situation de l'utérus qui sont dus aux pressions que l'organe peut subir.

A la vérité, ces *pressions se répétant fréquemment,* peuvent, à la longue, donner lieu à des déviations permanentes; les attaches de l'utérus n'offrent pas une grande résistance, surtout chez les femmes chlorotiques, et l'atonie se fait sentir là plus qu'ailleurs; et l'on comprend aisément que les causes diverses qui tendent à déplacer l'organe finissent par triompher de la résistance des moyens de suspension.

Velpeau, que l'on consulte toujours avec fruit, a parfaitement établi le mécanisme des causes (1) :

« Pour que l'utérus soit sollicité à se plier sur lui-même, « dit-il, il faut deux conditions : une puissance agissant en « haut, et une puissance ou au moins une résistance en bas. « Or, la résistance nous la trouvons dans le plancher du bassin « tendu à la partie inférieure du canal osseux, et la puissance « se montre sous le double aspect de l'action musculaire, d'une « part, du poids des viscères de l'autre, d'où résultent des « pressions de haut en bas. L'utérus ainsi suspendu entre cette « force et cette résistance, sera incessamment soumis à des « compressions dont le résultat sera d'appuyer son col sur le « plancher, en même temps que le fond supportera le poids « des viscères abdominaux, augmenté de tout l'effort de con- « tractions musculaires se renouvelant à chaque instant. Ainsi, « la toux, le vomissement, les efforts de l'accouchement, de

(1) Voy. *Gazette des hôpitaux,* 1845.

« défécation, les tumeurs dans le ventre, l'accumulation d'un « liquide, l'action de lever les bras, de soulever un poids, etc., « sont autant d'états ou d'actes qui deviendront des causes « possibles de déviation.

« Examinons, en effet, ce qui se passe alors. La femme a « le bassin plus large que l'homme; l'utérus flotte dans l'exca-« vation; quand la femme est seulement assise, les viscères « pressent l'utérus; comme la courbure du bassin est pronon-« cée chez elle, le col arc-boute sur la partie inférieure, et les « viscères agissant, par la partie supérieure, tendent sans cesse « à plier l'organe sur lui-même, ou au moins à le faire bascu-« ler. Le premier de ces deux résultats survient si le col se « trouve fortement fixé; est-il mobile? au lieu d'une inflexion, « c'est une inclinaison qui est produite.

« Qu'on songe maintenant aux lieux que peuvent occuper « les viscères, et l'on va s'expliquer tout aussi facilement les « inflexions en avant, en arrière, etc. Les viscères pressent-ils « en avant, c'est l'inflexion en arrière à laquelle ils donneront « naissance; compriment-ils en arrière, ils plieront ou bascu-« leront l'organe en avant, et de même pour les inclinaisons « ou les inflexions latérales. »

Tous les auteurs qui ont étudié les déviations de l'utérus reconnaissent la justesse de ces théories, que l'observation est venue trop fréquemment confirmer.

La science enregistre un certain nombre de cas de déviations provoquées par les *efforts de défécation*. M. Piachaud (1) en a observé un cas chez une malade atteinte de *constipation opiniâtre*. Madame Boivin et Dugès (2) en rapportent également plusieurs observations.

(1) *Thèse citée.*
(2) *Ouvrage cité.*

Il est aussi hors de doute que les *efforts de toux*, surtout quand ils sont violents au point de provoquer l'émission involontaire des urines et l'excrétion des matières stercorales, peuvent donner lieu à des déviations utérines; il en est de même du *vomissement* et des efforts auxquels il donne lieu. Chopart cite le cas d'une femme chez laquelle une toux violente et des vomissements dus à la grossesse provoquèrent une antéversion. Toutes ces causes doivent leur efficacité à la disposition anatomique de l'utérus et à la facilité avec laquelle sa partie supérieure, plus considérable en poids que le col, tend à basculer, soit en avant, soit en arrière, soit sur les côtés. En raison de la *laxité des ligaments de l'utérus et du tissu cellulaire du petit bassin*, l'utérus peut encore se dévier sous l'influence d'autres causes. Ainsi, le *saut*, les *chutes* sur les pieds, sur les genoux, sur le siége; la *marche*, les *fatigues excessives*; les *mouvements violents*, la *station habituelle*, la *pression souvent répétée de certains instruments sur l'abdomen* dans quelques professions, sont autant de causes de déviations.

Madame Boivin et Dugès rapportent une observation de déviation qui fut causée par le saut chez une nouvelle accouchée.

Les mêmes auteurs, et Paul Dubois, citent des cas d'antéversion dus à des chutes sur les genoux, sur les pieds et sur le siége.

M. Piachaud a rapporté une observation de déviation en arrière occasionnée par le *choc violent* du ventre sur le coin d'une commode.

Chomel admet parmi les causes la *pression habituelle du corset* sur l'abdomen. Il est facile de comprendre que cette pression refoulant sans cesse les viscères, tend à vaincre la résistance des moyens de suspension de l'utérus, surtout chez les femmes débilitées et chlorotiques.

Le mécanisme est à peu près le même dans une autre cause

dont Velpeau a eu l'occasion de constater les effets, dans l'*action de lever les bras*, comme le font chaque jour les femmes pour parvenir à se coiffer.

« Dans cette attitude, dit Velpeau, les muscles de l'abdo-
« men sont fortement tendus, le diaphragme est abaissé et
« presse ainsi sur la masse des viscères, de façon à pouvoir
« produire des hernies, et par conséquent des inflexions. »

Nous avons parlé de l'influence de la laxité des moyens de suspension de l'utérus, et il est probable que lorsqu'elle est portée à un degré considérable, elle peut à elle seule devenir une cause de déviations. Madame Boivin et Dugès citent trois cas de rétroversion de l'utérus à l'état de vacuité, qu'ils attribuent au relâchement excessif des ligaments.

Nous avons déjà eu l'occasion de signaler l'influence des efforts de défécation comme cause productrice de déviations; ces efforts sont d'autant plus considérables et fréquemment répétés que la femme sera habituellement constipée. Or, c'est ce qui a lieu dans la majorité des cas; aussi la *constipation* peut-elle être considérée comme jouant un rôle important dans la production des affections qui nous occupent, puisque, d'une part, elle provoque les efforts de défécation, et que, d'autre part, elle agit mécaniquement. Le rectum étant dans un état d'ampliation habituelle par suite de l'accumulation des matières fécales, on comprend qu'il repousse l'utérus en avant, et que cet organe longtemps sollicité dans la même direction, finisse par s'incliner ou par s'infléchir (1).

Nous ferons la même remarque au sujet du rôle que peut jouer la *vessie lorsqu'elle est distendue* par une trop grande quantité d'urine.

(1) Madame Boivin et Dugès ont rapporté une observation de rétroversion de l'utérus en vacuité, par accumulation des matières fécales dans le rectum.

Denman et Merriman pensent que cette cause suffit pour amener les déviations en arrière; Callisen et de Boër considèrent cette cause comme la plus puissante de celles qui peuvent faire naître les rétro-déviations. Tout en faisant la part de l'exagération, on peut admettre qu'il y a là, comme dans la constipation, un état favorable aux déviations utérines.

Nous ne pensons pas que l'on puisse contester l'influence du *coït* sur la production des déviations utérines; ce qui suffirait d'ailleurs pour enlever toute espèce de doute, c'est que Valleix dit avoir observé beaucoup de déviations après les premiers rapprochements sexuels. Aran vient aussi à l'appui de cette opinion lorsqu'il dit dans son remarquable ouvrage sur les *Maladies de l'utérus* : « Nul doute que l'introduction de « l'organe copulateur ait pour premier effet de repousser le « col de l'utérus vers le sacrum, d'exagérer par conséquent « la situation du col utérin en arrière et en haut, en même « temps qu'il aplatit et refoule le museau de tanche; *c'est ce « dont j'ai pu m'assurer chez des jeunes femmes que j'avais exa- « minées vierges, pour des catarrhes utérins, et que je revoyais « quelques mois après leur mariage.* »

Dans quatre cas sur quinze observations d'antéflexion, Valleix a trouvé que la déviation était due au coït, et que les symptômes s'étaient produits très-peu de temps après les premiers rapprochements sexuels.

Michon (1), Becquerel (2), madame Boivin et Dugès, reconnaissent aussi l'influence du coït sur la production des déviations; ces deux derniers observateurs attirent surtout l'attention sur les cas de disproportion qui peuvent exister dans la conformation sexuelle des époux.

---

(1) *Leçons cliniques.*
(2) *Maladies de l'utérus.*

Comment l'organe copulateur peut-il faire dévier l'utérus? Le mécanisme en est bien simple : dans les premiers rapprochements sexuels, le pénis vient heurter le col de l'utérus qui proémine dans le vagin; sous l'influence de ces secousses répétées, le museau de tanche s'aplatit, et bientôt le col fuit devant l'organe copulateur, qui se fraye un passage en avant de lui, en arrière ou sur ses côtés. Lorsque les rapprochements ont été répétés un certain nombre de fois, le pénis se dirigeant toujours par le même côté, refoule toujours le col dans la même direction, et il en résulte une déviation dans un sens ou dans l'autre, déviation qui sera d'autant plus marquée qu'il existera une plus grande disproportion entre les organes sexuels de l'homme et de la femme, comme cela a lieu chez les jeunes femmes pour lesquelles les rapprochements sexuels ont lieu de trop bonne heure, alors que le canal vaginal n'a pas encore acquis un développement suffisant pour admettre le membre viril. Ajoutons à ces particularités qu'il existe quelques autres conditions favorables à ces déviations : ainsi, la *brièveté congéniale du vagin* n'est pas absolument rare; dans d'autres cas, le *col un peu plus allongé qu'à l'état normal* proémine dans le vagin et se trouve plus directement exposé aux chocs du pénis; enfin certains hommes présentent un *développement exagéré de l'organe copulateur,* et ces diverses dispositions sont favorables à la production des déviations.

Chez les femmes surtout qui présentent une légère antécourbure, le pénis, venant frapper sur la portion sous-vaginale du col, travaille dans le même sens que l'antéflexion, et ce qui tout d'abord n'était qu'une légère déviation peut se transformer en déviation complète sous l'influence du coït répété.

Pour Becquerel, c'est à l'antéversion que cette cause donne lieu le plus fréquemment; Michon et Valleix partagent cette manière de voir, mais Aran considère les latéro-déviations comme les plus communes, surtout à droite, et cela en raison de la plus grande fréquence des déviations de ce côté.

La pathologie de l'utérus même est fréquemment le point de départ des causes qui doivent amener les déviations de l'organe. A la suite de *phlegmasies aiguës ou chroniques*, il se forme souvent des *adhérences;* ainsi, dans le cas où des ulcérations siégent sur le col, il y a perte de substance, et on comprend aisément que lorsqu'elles viendront à se cicatriser, le col s'incurvera du côté de la cicatrice. Si au lieu de siéger sur le col, l'ulcération occupe un point du vagin, par suite de la perte de substance, au moment où la cicatrisation s'opérera, il y aura raccourcissement de ce canal du côté correspondant à la cicatrice, et comme le vagin s'insère sur le col en l'entourant, il l'entraînera de son côté, et si la cicatrice est étendue, la déviation sera très-marquée.

L'inflammation peut siéger dans d'autres points que sur le col ou sur la muqueuse du vagin; on l'a vue gagner les *replis péritonéaux antérieur* ou *postérieur*, le *tissu péri-utérin* et les *ligaments larges*. « Bon nombre de femmes, dit Velpeau, ont « éprouvé des inflammations sourdes dans ces parties sans y « faire beaucoup d'attention. »

Que ces inflammations surviennent à la suite de l'accouchement, ou qu'elles aient une autre origine, il n'en est pas moins démontré qu'il peut se former des noyaux de suppuration qui laissent derrière eux des adhérences entre les feuillets de la membrane; il y a alors rétraction, et l'utérus est entraîné dans une position vicieuse. Il en est de même à la suite des *péritonites* et des *inflammations du tissu sous-péritonéal* du bassin.

Bien que dans la statistique de M. Ball on n'ait rencontré que dans un seul cas des adhérences, ces dispositions anormales ont été observées un grand nombre de fois. Ameline, dans sa thèse inaugurale, donne deux observations d'antéversion produite par des adhérences; madame Boivin et Dugès en ont publié aussi deux observations; dans l'un de ces cas, il y avait eu inflammation du ligament rond à la suite d'un accouchement.

M. Piachaud (1) a publié une observation d'antéflexion qui résultait d'adhérences entre le fond de l'utérus et la paroi antérieure de l'abdomen.

Un cas de rétroflexion produite par des adhérences du fond de l'utérus avec le péritoine du cul-de-sac recto-utérin a été observé par Osiander.

Sur quinze cas d'antéflexion, Valleix en attribue deux à l'inflammation. Enfin Aran considère les adhérences comme un fait très-commun.

Un arrêt de développement dans les parois du vagin peut aussi causer une déviation; madame Boivin et Dugès ont observé une rétroversion due à cette cause.

On a observé un certain nombre de déviations utérines qui reconnaissaient pour cause la présence d'une *tumeur dans le bassin*, tumeur qui, selon la position qu'elle occupait, refoulait l'organe tantôt en avant, tantôt en arrière, tantôt sur les côtés, et provoquait soit une inflexion, soit une inclinaison. Velpeau a rapporté une observation dans laquelle une tumeur du bassin, refoulant l'utérus en arrière, détermina une rétroflexion.

M. Piachaud (2) cite une observation d'antéflexion due à la présence d'une tumeur; « la face antérieure du corps vient, « dit-il, s'appliquer exactement contre la face antérieure du « col, le fond de l'utérus et l'orifice du museau de tanche se « trouvent sur le même niveau. »

L'accouchement, l'avortement et les divers phénomènes patho-

---

(1) *Thèse inaugurale*, 1853.

(2) *Thèse citée*.

logiques qui s'y rattachent, sont considérés par les auteurs comme donnant assez fréquemment lieu aux déviations utérines. Velpeau fait observer qu'à la suite de l'accouchement ou d'une fausse couche, la matrice reste plus molle qu'elle ne l'est normalement pendant un certain temps, et que par conséquent elle a plus de tendance à se replier. Nous ajouterons que l'organe, à la suite de la parturition, est gorgé de sang, que son tissu est modifié de telle sorte que le poids du corps est beaucoup plus considérable qu'il ne l'est à l'état ordinaire, et par conséquent plus directement soumis aux lois de la pesanteur. Il en résulte que, sous l'action incessante des viscères qui viennent le presser, l'utérus, surtout dans l'attitude verticale, offre une grande prédisposition aux déplacements chez les femmes récemment accouchées. Velpeau a observé un grand nombre d'inflexions utérines survenues à la suite de fausses couches, et il en place la cause dans les efforts inutiles auxquels se livrent les femmes dans les avortements. Pour cet observateur, la *grossesse* prédispose aux inflexions, surtout à la rétroflexion.

Madame Boivin et Dugès (1) font aussi jouer un rôle important aux *modifications dont l'utérus est le siége après l'accouchement*. Il peut se faire, suivant eux, qu'à ce moment une réduction plus rapide, une condensation plus complète dans une des parois de l'utérus distendu, amènera des effets analogues à ceux qui résultent du développement irrégulier de l'utérus à l'époque de la puberté. « Aussi, disent-ils, les « femmes mariées et surtout accouchées à terme ou avant « terme, ont-elles présenté bien plus de pareilles déformations « que les filles. »

M. Cusco (2) partage l'opinion de Velpeau relativement à

---

(1) *Pratique des accouchements;* édit. 1833.

(2) *Thèse de concours;* Paris, 1853.

l'influence de l'accouchement et de ses suites sur les déviations de l'utérus. « Il n'est pas nécessaire, dit-il, d'énumérer toutes « les causes accidentelles qui peuvent, *après l'accouchement le* « *plus heureux*, donner lieu subitement à des accidents graves « par le renversement de l'utérus sur son col. » Il est certain, en effet, que la marche, la fatigue, la station debout trop longtemps continuée, peuvent donner lieu à des déviations de l'utérus, et parmi les causes, peut-être en est-il peu qui soient aussi efficaces. Dans l'une des observations que nous rapportons plus loin, on trouvera un exemple remarquable de rétroflexion occasionnée par *l'exercice de la danse* quinze jours après une fausse couche.

La *métrite*, d'après M. Cusco, est une cause fréquente de flexion, parce que, dans cette maladie, le tissu utérin est ramolli, et parce qu'aussi, sous l'influence de l'inflammation, une paroi de l'utérus peut être hypertrophiée aux dépens de l'autre. Cela est possible, mais dans des cas semblables, nous pensons que les déviations seront de peu d'importance; puisqu'elles sont sous la dépendance de la phlegmasie, elles doivent disparaître avec elle. Dans tous les cas, il ne paraît pas démontré que dans les cas de flexion il existe des modifications dans la structure de l'organe, même au niveau de la flexion.

M. le professeur Robin a trouvé les fibres parfaitement intactes ou à peu près, au niveau de la flexion, sur des utérus de jeunes filles; il est vrai qu'il a noté des altérations à une période plus avancée. Il paraît d'accord avec Virchow, qui dit à ce propos : « Mes recherches ne m'ont jamais montré, « quoi qu'on en ait dit, de ramollissement comme condition « première de la flexion. Assez souvent chez les jeunes « femmes, et surtout chez les vierges, dans le plus grand « nombre des cas même, le tissu musculaire de l'utérus avait

« conservé sa consistance normale; je n'ai pas rencontré non « plus de ramollissement limité au niveau de l'orifice interne; « du moins puis-je affirmer qu'au commencement de l'in- « flexion, ce point n'a pas subi d'altération importante (1). »

Quant aux *engorgements*, nous pensons qu'ils ne doivent pas figurer parmi les causes de déviations. Velpeau, le premier, a attiré l'attention des observateurs sur cette question, qui a été l'objet de nombreuses contestations. « Pour beaucoup de pra- « ticiens, dit-il (2), quand il s'agit de maladies de matrice, les « engorgements arrivent aussitôt comme l'affection observée « le plus communément; nous sommes bien éloignés de parta- « tager une telle opinion; nous considérons les engorgements « comme rares, comme très-rares; il n'en existe que dans « une proportion tellement minime, tellement éloignée du « nombre des engorgements qu'on croit traiter, que nous « craindrions de voir se récrier les praticiens les plus sages, si « nous disions notre chiffre. »

« L'expérience de chaque jour, ajoute encore Velpeau, nous « autorise à considérer ces engorgements comme autant de « déviations. Nous voyons des femmes qui ont consulté plu- « sieurs médecins, soit ensemble, soit séparément, qui ont été « traitées longtemps pour un engorgement de matrice, et qui « ne présentent autre chose qu'une déviation quelconque; et « ces femmes, nous n'en avons point observé quelques-unes, « mais nous pouvons dire avoir vu ce que nous avançons, par « centaines; il n'y a pas de jour où nous ne puissions vérifier « nos assertions. »

Nous n'insisterons donc pas sur cette question; depuis les leçons de Velpeau, les auteurs se sont ralliés à son opinion,

(1) *Uber die knickungen, etc., in Gesam. Abhandl.*
(2) *Loc. cit.*

tous rejettent la théorie des engorgements, Aran surtout la combat avec énergie.

L'*âge* influe-t-il sur les déviations de l'utérus? On peut dire, en général, qu'elles sont plus fréquentes dans cette période de la vie de la femme qui commence à la puberté pour finir à la ménopause.

Dans la statistique de Becquerel, les femmes qui ont présenté des déviations diverses étaient surtout celles dont l'âge était compris entre quinze et quarante-cinq ans.

Valleix conclut de ses observations que les déviations se produisent presque toujours chez les femmes jeunes encore, surtout de vingt à trente ans.

Les nombreuses recherches faites par Aran, l'ont conduit à des résultats à peu près identiques.

Parmi les causes des déviations, il nous reste encore à signaler l'*atonie des tissus*, si fréquente surtout chez les femmes des grandes villes, et qui se manifeste le plus souvent par la chloro-anémie; il nous paraît assez rationnel d'admettre que chez les femmes dont l'éducation physique a été négligée, les moyens de suspension de l'utérus ne sont pas doués d'une résistance suffisante, et que cet organe présente alors une tendance manifeste à se dévier sous l'influence des nombreuses causes que nous avons signalées précédemment.

INFLUENCE DES DÉVIATIONS DE L'UTÉRUS SUR LA STÉRILITÉ.

La stérilité peut-elle résulter d'une déviation de l'utérus? Oui; dans un grand nombre de cas, l'aptitude à la conception est très-modifiée par les déviations utérines. Depuis longtemps déjà cette cause de stérilité a été signalée; Osiander est peut-être le premier qui ait attiré sur ce fait l'attention des observateurs.

Après lui, Dugès et madame Boivin, qui disent à propos d'un cas de rétroflexion où le redressement fut obtenu et donna lieu à la fécondation : « ..... On sent, en effet, combien « l'imprégnation peut être favorisée par le redressement ; on « conçoit même que les éponges puissent amener en partie « cet heureux résultat sans redresser positivement l'utérus, si, « par leur interposition entre le col et les parois du vagin, elles « mettent à découvert l'orifice du museau de tanche, et lui « permettent de recevoir le fluide masculin. »

Dès 1835, Velpeau (1) avait déjà observé cinq exemples de stérilité produite par des inclinaisons de l'utérus en arrière ou latéralement. Aussi son attention fut-elle attirée de ce côté, et de nouvelles observations résultèrent de ses recherches. « Très-souvent, dit-il (2), parmi les gens du monde, on ren- « contre des femmes, d'ailleurs bien constituées, qui restent « stériles, quelque désir qu'elles aient d'avoir des enfants ; il « n'est pas douteux que certaines de ces stérilités tiennent à « des déviations utérines, mais moins souvent à des antéver- « sions ou des rétroversions qu'à des inflexions..... C'est là un « résultat grave au point de vue social : qui ne sait quel im- « mense intérêt s'attache souvent dans les familles à la nais- « sance d'un enfant ? »

Pour Valleix, qui insiste beaucoup sur cette question, la stérilité est un résultat très-fréquent des déviations utérines. Dans les 117 observations qu'il a recueillies, la stérilité a existé 19 fois, ce qui est beaucoup, comme il le fait remarquer, pour des jeunes femmes désirant la plupart avoir des enfants. Sur les

(1) *Traité d'accouchement.*
(2) *Gazette des hôpitaux*, 1845. Voy. in *loc. cit.*

98 autres cas, la stérilité est survenue chez 42 femmes après un premier accouchement, bien que la plupart d'entre elles eussent perdu leur premier enfant et désirassent beaucoup en avoir d'autres.

On ne peut contester l'éloquence de ces chiffres, et il faut bien admettre que les déviations de l'utérus, ne fussent-elles qu'une cause fréquente de stérilité, méritent l'attention du médecin.

Baud allait plus loin quand il accusait les déviations d'être toujours la cause de la stérilité (1). Il y avait dans cette affirmation une exagération que l'on est forcé de reconnaître, mais de laquelle il ressort néanmoins que les déviations favorisent souvent la stérilité.

M. Cusco attribue les causes de stérilité, non pas au rétrécissement de la cavité utérine au niveau de la flexion, mais bien à la déviation du col de l'utérus, dont l'orifice se trouve très-souvent dirigé directement en avant ou en arrière.

M. Joulin, seul peut-être parmi ceux qui ont étudié cette question, n'admet pas que les déviations utérines puissent devenir une cause de stérilité; à peine admet-il que les flexions intenses puissent causer un rétrécissement assez notable pour qu'on en doive tenir compte.

Quant à nous, nous pensons que : *la stérilité peut résulter des inflexions et des inclinaisons, et que ces dernières déviations, bien qu'elles n'agissent pas avec autant d'efficacité, n'en constituent pas moins des obstacles sérieux à la fécondation dans un grand nombre de cas.*

Comment la déviation totale de l'utérus peut-elle être une cause de stérilité? C'est ce que nous allons essayer de démontrer.

---

(1) *Bulletins de l'Académie de médecine*. Paris, 1849, t. XV.

Pour que la fécondation s'opère, il est absolument nécessaire que le fluide spermatique puisse pénétrer dans l'orifice du col utérin, et pour remplir cette condition, il faut qu'au moment de l'éjaculation l'extrémité du canal de l'urèthre corresponde au niveau du museau de tanche ou n'en soit pas très-éloignée. Toutes les fois que ce rapport dans la direction des axes de ces deux conduits n'existe pas, il doit en résulter une difficulté pour la fécondation, et c'est ce qui a lieu. Ce qui contribue à le prouver, c'est que dans les cas d'inclinaison où la stérilité existait et où le redressement a pu être obtenu, la fécondation a eu lieu très-souvent.

« Il m'est facile de démontrer, dit M. Joulin, que cette idée, « acceptée sans réflexion, a été répétée de même. La verge en « érection a une longueur de dix à douze centimètres, la partie « inférieure du museau de tanche n'est distante de la vulve « que d'environ sept centimètres, comme il est facile de s'en « assurer par le toucher; le doigt indicateur l'atteint et le dé- « passe même facilement. Si, pendant la copulation, les deux « organes se trouvaient dans le rapport direct qu'on a indiqué, « l'utérus subirait à chaque secousse un brusque mouvement « de déplacement de totalité qui serait horriblement doulou- « reux pour la femme; c'est ce qui se produit justement dans « l'antéversion de l'utérus, lorsque le col, porté en arrière vers « la cavité du sacrum, reçoit directement les chocs de la copu- « lation.

« A l'état physiologique, lorsque l'intromission est com- « plète, l'extrémité du pénis ne se place pas vis-à-vis du col, « mais passe en arrière dans le cul-de-sac utéro-vaginal, de « sorte que l'ébranlement douloureux est évité; le sperme est « simplement déposé dans la cavité vaginale, et non dardé, « comme on le croyait, dans l'orifice utérin. »

Il est bien vrai que c'est ainsi que se passent souvent les

choses à l'état normal, et sans nous arrêter à discuter ce qu'il peut y avoir d'erroné dans cette opinion qui consiste à considérer comme douloureux le contact de l'extrémité du pénis avec le col utérin, alors que quelques physiologistes le considèrent comme une cause de sensations voluptueuses pour la femme, nous croyons pouvoir faire remarquer que M. Joulin ne semble pas avoir tenu compte d'un fait remarquable et d'une fréquence telle que Aran s'étonne de ne le voir signalé dans aucun ouvrage. Ce fait, qui n'a pas échappé à l'observation de M. le professeur Pajot, consiste dans la formation d'une vaste ampoule aux dépens du cul-de-sac utéro-vaginal. La formation de ce diverticulum a lieu lorsqu'il existe une trop grande disproportion entre les organes sexuels des deux époux; peu à peu la verge se creuse cette sorte de voie artificielle dans laquelle elle va se loger, laissant un espace plus ou moins considérable entre son extrémité libre et le museau de tanche. De la présence de ce diverticulum, il résulte que lorsqu'on vient à pratiquer le toucher vaginal, le doigt explorateur vient s'y engager, et on peut chercher vainement le col refoulé soit sur les côtés, soit en arrière; il en est de même lorsqu'on examine le cul-de-sac utéro-vaginal au moyen du spéculum.

« Cette espèce de diverticulum, dit Aran, je l'ai vu *long de* « *plus de quatre centimètres*, et si je n'avais pas été prévenu de « sa présence possible, l'exploration de l'utérus eût peut-être « été laborieuse et fatigante pour la malade. »

On ne peut donc pas nier que lorsque la liqueur séminale est déposée dans un cul-de-sac, à quatre centimètres de distance du col de l'utérus, et alors que, dans ce cas, l'orifice de l'utérus regarde dans une autre direction, il y ait un obstacle sérieux à la fécondation. Qu'à l'état normal le sperme déposé dans le cul-de-sac utéro-vaginal puisse arriver au contact de l'orifice du col, nous pensons qu'on peut l'admettre, mais nous ne saurions croire que ce contact n'est pas rendu difficile, sinon impossible, lorsque la distance est augmentée par la présence d'un diverticulum.

Établissant une comparaison entre la manière dont se passent les choses dans les cas de déviation de l'utérus et dans ceux de certains vices de conformation du pénis, nous concluons que : *la femme atteinte de déviation utérine est vis-à-vis de l'homme normalement constitué, dans la même situation que celle où se trouve un homme affecté d'hypospadias ou d'épispadias, par rapport à une femme bien conformée.*

Or, qu'arrive-t-il pendant le coït, dans le cas où l'homme est affecté d'hypospadias ? Selon que l'orifice de l'urèthre vient s'ouvrir à une distance plus ou moins éloignée de l'extrémité libre du pénis, le sperme est éjaculé, soit en dessous du col, dans le cul-de-sac utéro-vaginal, soit dans une portion plus ou moins éloignée du vagin, et dans ces cas il est difficile d'admettre que le col puisse baigner dans le fluide séminal. Chez l'épispade les mêmes phénomènes ont lieu dans une autre direction, et il en résulte la même difficulté au point de vue de la fécondation.

N'en est-il pas de même aussi dans les cas où le col présente une longueur anormale ou une conicité qui empêche les rapports entre l'orifice du col utérin et celui du canal de l'urèthre ? On sait que, dans ces cas, la stérilité est commune, et que, pour y remédier, il faut ramener le col à ses dimensions normales. L'observation suivante, due à Dupuytren et rapportée par Dumont (1), est d'un grand poids en faveur de cette opinion :

« Une épicière de la rue du faubourg Saint-Antoine, âgée « de vingt-six à vingt-huit ans, bien constituée, brune à « chairs fermes, en un mot de cette constitution qu'on

(1) *Thèse de Paris*, 1830.

« appelle *féconde*, vint, accompagnée de son mari, consulter « M. Dupuytren, pour apprendre quelle était la cause de la « stérilité à laquelle elle se trouvait sujette depuis huit ans de « mariage. Ce professeur, après avoir introduit le doigt indica- « teur dans les parties sexuelles, rencontre à l'entrée de la « vulve un corps cylindroïde, qu'une légère exploration fit « reconnaître pour un prolongement anormal du col de l'uté- « rus; il dit qu'elle portait en elle-même la cause de sa stéri- « lité, mais qu'il était facile d'y remédier à l'aide d'une opé- « ration. Cette femme, désirant ardemment acquérir le titre de « mère, s'y soumit sans difficulté : la partie du col qui s'était « prolongée contre nature fut retranchée, en ne laissant au « col que sa longueur naturelle. Cette opération ne fut suivie « d'aucun accident que l'écoulement de deux ou trois palettes « de sang, contre l'effusion duquel aucun moyen ne fut mis en « usage. Le succès répondit à l'attente des deux époux, et « deux mois après cette femme devint enceinte. L'habile chi- « rurgien à qui nous sommes redevables de cette observation « explique ce fait de la manière suivante : Il était impossible, « dit-il, que, dans le coït, il y eût un rapport exact entre « l'extrémité du pénis et l'orifice du col; car celui-ci faisait « presque saillie hors de la vulve, tandis que celui-là arrivait « au fond du vagin sur les côtés du prolongement anormal. »

Dupuytren, on le voit d'après ce qui précède, admettait, lui aussi, la nécessité d'un rapport entre l'orifice du col et celui du corps au moment de l'éjaculation; et il n'est pas douteux que dans les déviations utérines la stérilité ne soit souvent due à une trop grande distance entre ces deux orifices, distance qui empêche le contact de l'orifice du col avec la liqueur fécondante. Il va sans dire que, dans ce cas, nous ne faisons pas allusion aux inclinaisons légères, qui disparaissent et se reproduisent avec la plus grande facilité et suivant la position que la femme occupe, nous n'entendons parler que des inclinaisons très-prononcées.

Les inflexions ont plus d'influence sur la stérilité que les inclinaisons simples, parce qu'elles ont pour effet de rétrécir notablement le calibre, déjà si étroit à l'état normal, de la cavité du col. Il résulte de cet obstacle mécanique, que plus l'inflexion est prononcée, plus le calibre sera diminué, et plus grande aussi la difficulté à concevoir. Tous les auteurs sont d'accord pour admettre cette cause de stérilité, à laquelle il est impossible de remédier lorsqu'elle est entretenue par des cicatrices vicieuses ou par des adhérences. Ce qui augmente surtout l'importance des flexions, c'est que souvent elles sont combinées avec des versions.

Scanzoni, qui les a étudiées avec beaucoup de soin, affirme qu'elles sont portées quelquefois à un tel degré que, par suite de la plicature qu'elles produisent, la cavité utérine et celle du col sont complétement séparées l'une de l'autre; on comprend que lorsqu'il en est ainsi, l'imprégnation est presque impossible.

Les cas dans lesquels les inflexions sont très-prononcées se compliquent de douleurs violentes et de coliques à chaque période menstruelle, ce qui s'explique suffisamment par la dysménorrhée qui résulte de l'étroitesse anormale de la cavité du col qui empêche le sang de se frayer un passage. Velpeau a observé que, chez quelques femmes, les règles commençaient par se déranger et finissaient par ne plus venir.

PRONOSTIC.

« *Les déviations*, dit M. le professeur Pajot, *constituent des* « *difficultés pour la fécondation, aucune n'entraîne l'impossi-* « *bilité absolue.* »

La stérilité est moins fréquente dans les cas d'inclinaisons que dans les cas de flexions.

Parmi les inclinaisons, l'antéversion est celle qui constitue l'obstacle le plus sérieux à la fécondation. Ce qui tend à le prouver, c'est que, dans un grand nombre de cas, les femmes en ont été affectées par suite d'un premier accouchement et que, depuis lors, elles sont restées stériles, malgré le désir qu'elles éprouvaient de devenir mères une seconde fois.

C'est lorsqu'elle est portée à un haut degré que l'antéversion devient une cause très-fréquente de stérilité. Ainsi, sur 32 femmes encore jeunes dont Valleix a recueilli les observations, et qui, après avoir eu un enfant, désiraient en avoir un second parce qu'elles avaient perdu le premier, 23 étaient restées complétement stériles. Cependant le pronostic devra toujours être réservé, puisque Valleix cite, entre autres cas où la fécondation eut lieu, celui d'une dame qui avait eu cinq filles et qui désirant vivement un garçon, est devenue enceinte très-peu de temps après le redressement. Velpeau a vu des femmes, auparavant stériles, devenir enceintes dans les mêmes conditions.

La guérison de l'antéversion ne s'opère que sous l'influence d'un traitement approprié; Valleix n'a pas observé de cas de guérison spontanée; de plus, elle s'aggrave si on n'intervient pas, et la stérilité devient de plus en plus probable. L'antéversion est plus rebelle que les autres inclinaisons; il n'est pas besoin d'ajouter qu'elle est incurable lorsqu'elle est entretenue par des adhérences péritonéales, et que la stérilité sera, dans ce cas, plus difficile à combattre. Cependant, si l'orifice du col utérin est suffisamment large et même béant, comme on l'a observé assez fréquemment dans les cas de déviation, la fécondation pourra s'opérer, parce que, sous l'influence des mouvements éprouvés par l'utérus, le sperme éjaculé dans le cul-de-sac utéro-vaginal aura plus de facilité à pénétrer dans la cavité du col. Mais si l'orifice du col est étroit, ou s'il est fermé par ces mucosités épaisses résultant du catarrhe utérin qui complique si fréquemment les déviations, on pourra considérer comme presque nulles les chances de fécondation. Car, outre la difficulté que le sperme éprouvera à venir se mettre au contact du col, les spermatozoïdes seront dans l'impossibilité de pénétrer dans la cavité utérine, dont l'entrée leur est fermée par des mucosités épaisses. La difficulté de concevoir sera encore pronostiquée dans les cas où l'antéversion sera portée à un degré tel que le col de l'utérus sera dirigé vers l'excavation du sacrum. On admettra, en effet, difficilement que le sperme puisse pénétrer dans la cavité utérine, puisque, dans ce cas, il sera éjaculé au-dessous du museau de tanche, et que le col sera appliqué contre la paroi postérieure du vagin, qui, formant soupape, constituera aussi un obstacle sérieux à l'imprégnation.

Dans la rétroversion, si le col de l'utérus est fortement porté en haut et en avant, en arrière du pubis, les chances de fécondation sont moins nombreuses encore. Pendant l'acte du coït, le sperme éjaculé dans le cul-de-sac postérieur du vagin ne pourra pénétrer dans la cavité utérine, mais, dans certains cas où la rétroversion sera moins prononcée, la fécondation sera d'autant plus probable que l'orifice du col sera plus rapproché de son axe normal.

Le pronostic sera plus sérieux, au point de vue de la stérilité, si la déviation est compliquée de catarrhe utérin.

Dans les latéroversions, il est rare que la déviation soit aussi considérable que dans les inversions en avant ou en arrière; elles sont néanmoins des causes fréquentes de stérilité, et à ce point de vue le pronostic sera d'autant plus réservé que l'utérus sera plus écarté de son axe normal.

Velpeau a fait remarquer que les inflexions étaient, plus que les inclinaisons, des causes de stérilité. Hervez de Chégoin (1) partage aussi cette opinion, et tout en admettant que dans l'antéversion le contact de l'orifice utérin sur la paroi postérieure du vagin est une cause de stérilité, il dit : « Mais, c'est surtout dans la flexion du col en avant ou en arrière qu'il faut chercher un obstacle à la grossesse, et chez beaucoup de femmes stériles nous avons rencontré cette coudure, qui arrête invinciblement la sonde exploratrice qu'on veut introduire dans la matrice. »

Il est hors de doute, en effet, que l'aptitude à la conception est très-modifiée dans les cas d'antéflexion. De très-nombreuses observations attestent que ce vice de conformation a souvent donné lieu à la stérilité.

Madame Boivin et Dugès avaient déjà observé ce fait, puis Velpeau et Valleix, qui ont eu fréquemment l'occasion d'en vérifier l'existence. Sur quinze malades chez lesquelles Valleix trouva l'utérus fléchi en avant, cinq étaient stériles : cette proportion est très-considérable, et il en résulte que, dans un tiers des cas, l'antéflexion est cause de stérilité.

Le pronostic, de même que pour l'antéversion, sera en rapport avec l'intensité de la maladie. Il est évident que plus l'organe est infléchi, moins il est apte à l'imprégnation.

---

(1) *Bulletins de l'Académie de médecine*, 1849, t. XV.

« Dans les cas où la *flexion peu prononcée*, disent madame Boivin et Dugès, ne porte que sur le corps et où le col a conservé à peu près la position normale, l'imprégnation peut avoir lieu. »

Lorsque l'antéflexion est compliquée d'un notable rétrécissement de la cavité du col, le pronostic acquiert une plus grande gravité au point de vue de la stérilité, parce que, en admettant même que la semence ait été répandue avec profusion sur le col de l'utérus, les spermatozoïdes auront d'autant plus de peine à se frayer un passage jusque dans la cavité utérine que le rétrécissement est plus marqué. Ces cas sont faciles à distinguer, car lorsque l'inflexion est portée à ce degré, les symptômes de la dysménorrhée qui l'accompagne indiquent combien le sang éprouve de difficulté à se répandre au dehors.

La flexion en arrière donne lieu aux mêmes troubles dans l'aptitude à concevoir, et il en est de même pour les latéroflexions, qui sont assez fréquentes.

D'une manière générale, le pronostic des déviations utérines est subordonné à une foule de complications auxquelles elles donnent lieu ou desquelles elles résultent. Mais lorsqu'on est consulté pour des cas de ce genre, il ne faut pas oublier ces paroles de M. le professeur Pajot :

« *Les déviations constituent des difficultés pour la fécondation, aucune n'entraîne l'impossibilité absolue.* »

Il suffit, pour se convaincre de la justesse de cet aphorisme, de porter son attention sur l'observation que nous publions à la fin de notre thèse, et qui nous a été communiquée par M. Pajot; c'est un cas dans lequel une *rétroflexion* excessive n'a pas empêché une première grossesse. La déviation se reproduisit après l'accouchement; néanmoins, une seconde grossesse se déclara, et l'accouchement eut lieu à terme.

On voit d'après ce qui précède que le pronostic doit être réservé dans tous les cas.

TRAITEMENT.

TRAITEMENT PROPHYLACTIQUE.

Les causes des déviations utérines sont connues, et il est possible de se soustraire à un grand nombre d'entre elles.

Parmi celles que l'on peut écarter jusqu'à un certain point, nous citerons en premier lieu *l'atonie des ligaments de l'utérus.* Nous avons vu précédemment combien cette cause est fréquente et quel rôle important elle joue dans la production des déviations, en permettant à l'utérus de se laisser entraîner dans un sens ou dans l'autre sous l'influence des efforts, du saut, des mouvements violents, des chutes, etc., etc.

« Sur le vivant, et même chez des femmes très-jeunes, dit « Aran (1), j'ai rencontré de ces utérus très-mobiles sur leur « axe de suspension, et suivant avec la plus grande facilité « les positions imprimées au corps de la malade, espèces de « balances folles, pour ainsi dire, que le moindre poids fait « osciller et quitter leur centre de gravité. Mais ce sont là des « faits exceptionnels et résultant de l'affaiblissement des « moyens de suspension..... »

Cet affaiblissement des moyens de suspension, que beaucoup d'auteurs attribuent à la grossesse, reconnaît aussi pour cause, et pour cause principale suivant nous, le défaut d'éducation physique chez la plupart des jeunes filles appartenant aux classes privilégiées de la société. Rencontre-t-on aussi fréquemment ces infirmités chez les femmes du peuple et chez les femmes des campagnes, qui s'adonnent dès l'enfance à des

---

(1) *Loc. cit.*

travaux physiques? Non sans doute. C'est que chez elles les tissus musculaire, fibreux, aponévrotique, sous l'influence des contractions qu'ils subissent ou de la résistance qu'ils ont constamment à opposer, finissent par acquérir une tonicité suffisante. Chez les jeunes filles qui ne se livrent pas aux salutaires exercices du corps, il n'en est pas de même; les divers tissus dont nous venons de parler semblent subir un arrêt de développement, tandis que le système nerveux, sans cesse soumis à des excitations diverses, finit par les dominer. De là ces nombreuses infirmités parmi lesquelles nous croyons pouvoir assigner une place à ce défaut de résistance des moyens de suspension, atonie véritable des tissus qui se manifeste tôt ou tard à la suite d'une chute, d'un mouvement trop violent, d'un effort, etc., par une déviation ou un abaissement de l'utérus. La station habituelle, le saut, la pression du corset, concourent également à ce résultat fâcheux.

Travailler de bonne heure à fortifier la constitution des jeunes filles tout en leur développant l'intelligence, tel est le but que l'on doit se proposer. La marche, la gymnastique, la natation, en un mot tous les exercices du corps renouvelés chaque jour avec modération et joints à de bonnes conditions hygiéniques, seront la base de ce traitement prophylactique.

On aura recours aux moyens généralement employés pour combattre la constipation et les efforts de défécation auxquels donne souvent lieu cette prédisposition fâcheuse.

Un grand nombre de femmes en couche, mues pour la plupart par un sentiment de sotte vanité, se relèvent beaucoup trop tôt. L'utérus encore volumineux et d'un poids plus considérable qu'à l'état normal, a naturellement une certaine tendance à s'infléchir ou à chavirer en masse d'un côté ou de l'autre; de là ces déviations qu'il n'est pas rare d'observer à la suite des accouchements, et qu'on évitera en ne permettant aux femmes de quitter le lit que lorsque l'utérus aura repris à peu près les dimensions normales.

TRAITEMENT CURATIF DE LA STÉRILITÉ.

Nous ne nous arrêterons pas aux divers moyens qui ont été mis en usage pour redresser l'utérus infléchi ou incliné. La plupart des appareils mis en usage, les pessaires entre autres, sont difficilement tolérés par les malades. « Il y a pourtant des « exceptions, dit M. le professeur Pajot, et il n'est guère de « praticien un peu occupé qui n'ait été dans l'obligation de « retirer quelque pessaire oublié dans le vagin. Il y a même « à cet égard des faits presque incroyables; ainsi, il m'est « arrivé récemment d'extraire chez une jeune dame du plus « grand monde un pessaire qui avait été placé à Berlin, cinq « mois auparavant, et qui était resté inaperçu pour la malade; « un écoulement horriblement fétide avait seul décidé le mari « à faire examiner sa femme (1).

Les agents contentifs intra-utérins doivent être complétement abandonnés. « Je suis très-sûr pour ma part, dit M. le « professeur Pajot, qu'ils ont fait et qu'ils feront encore peut-« être beaucoup de mal; mais je n'affirmerais pas qu'ils aient « jamais produit le moindre bien. »

L'observation que nous publions à la fin de ce travail suffirait à elle seule pour contre-indiquer l'emploi du cathétérisme. La malade dont il est question était enceinte de quinze jours au plus, malgré une rétroflexion excessive, quand elle vint

(1) Examen critique du traité des *Maladies de l'utérus et de ses annexes*, de M. le professeur Courty; in *Archives générales de médecine*, février 1867.

consulter M. le professeur Pajot. » Si, dit-il, j'avais introduit une sonde dans l'utérus!... »

Par quels moyens peut-on rendre la fécondation possible dans les cas où une déviation de l'utérus semble s'y opposer?

Dans les inflexions, la stérilité peut reconnaître deux causes : 1° le rétrécissement de la cavité du col; 2° le défaut de rapports entre le méat urinaire et l'orifice du col utérin.

Pour combattre le rétrécissement de la cavité du col, on aura recours à la dilatation au moyen de tiges de *laminaria digitata*, dont on augmentera le volume au fur et à mesure que la dilatation s'opérera. Ce moyen n'a pas seulement pour effet de dilater le col de l'utérus, il peut aussi contribuer dans une certaine mesure au redressement de l'organe. Lorsque l'élargissement du col sera suffisant, on comprend que la dysménorrhée cessera et que les spermatozoïdes pénétreront facilement jusque dans la cavité utérine.

La seconde cause d'infécondité, c'est-à-dire l'absence de rapports entre le méat urinaire et l'orifice du col, n'est pas toujours aisée à combattre. Madame Boivin et Dugès (1) ont préconisé l'emploi des éponges et semblent en avoir observé les bons effets. « ..... M. Deneux, disaient-ils, fut plus heu-
« reux dans un cas de rétroflexion qu'il nous a également
« communiquée. La personne qui le portait consentit à l'ap-
« plication d'une éponge entre le corps et le col de l'organe
« plié en arrière. Cette éponge, refoulant jusqu'à une grande
« hauteur le vagin heureusement très-lâche, finit par redres-
« ser l'utérus, et la grossesse était même probable lors de notre
« conversation à ce sujet. On sent, en effet, combien l'impré-
« gnation peut être favorisée par le redressement; on conçoit
« même que les éponges puissent amener en partie cet heu-

(1) *Loc. cit.*

« reux résultat sans redresser positivement l'utérus, si par « leur interposition entre le vagin et les parois du vagin, elles « mettent à découvert l'orifice du museau de tanche, et lui « permettent de recevoir le fluide masculin. »

L'emploi des éponges par le redressement de l'utérus n'est pas nouveau; nous avons vu, au commencement de ce travail, que déjà Hippocrate en fait mention; ce moyen n'est donc pas dû à Rayer, comme le dit Becquerel. Cependant, il ne paraît pas avoir donné de résultats bien satisfaisants, puisque, pour la plupart, les auteurs n'en font pas mention.

Dans l'antéflexion, comme dans l'antéversion, le fond de l'utérus est porté en avant; pour en obtenir le redressement, M. le professeur Pajot a indiqué un moyen d'une application bien facile et qui consiste à laisser la vessie se remplir suffisamment pour repousser le corps de l'utérus en arrière.

Dans ce cas, on recommandera aux époux de tenter le congrès après la cessation du flux menstruel; avant de se livrer au coït, la femme aura eu soin d'absorber en grande quantité un liquide diurétique afin de favoriser la distension de la vessie, et pour y parvenir, elle évitera la miction. L'utérus ainsi repoussé en arrière, son col qui se dirigeait du côté du sacrum se redressera, et son orifice sera suffisamment rapproché de celui du canal de l'urèthre pour se trouver en contact avec le fluide spermatique.

C'est en ayant recours à des moyens analogues que M. le professeur Courty a obtenu des résultats probants. Se fondant sur ce fait que l'on peut obtenir aisément par la position, par la combinaison de la palpation et du toucher et par le cathétérisme utérin un redressement passager, il admet que le coït pratiqué immédiatement après est suffisant pour amener la possibilité d'une fécondation, pourvu que ce redressement dure quelques heures, pourvu qu'il puisse être opéré par le mari au moment de pratiquer le coït. « J'ai vu, dit-il, quelques faits de ce genre qui méritent de fixer l'attention (1). »

Dans l'antéversion, Becquerel a conseillé d'avoir recours au coït *more bestiarum*. Dans ce cas, le méat urinaire dirigé en haut et en arrière serait, d'après lui, dans une situation convenable pour se rapprocher de l'orifice du col, et le sperme pourrait plus facilement pénétrer dans la cavité de l'utérus.

Ce moyen est indiqué dans Lucrèce :

> ....., nam more ferarum
> Quadrupedumque magis ritu, plerumque putantur
> Concipere uxores : quia sic loca sumere possunt
> Pectoribus positis, sublatis semina lumbis.
> Nec molles opus sunt motus uxoribus hilum.

« C'est, dit Becquerel (2), un moyen qu'on peut tenter, et « qui, en somme, ne présente aucun inconvénient. Réussit-il ? « C'est autre chose, et je ne me chargerais pas de l'affirmer. »

Nous ne partageons pas entièrement l'opinion de Becquerel, et nous pensons que ce conseil serait fort mal accueilli par quelques personnes, malgré tout le tact dont on pourrait faire preuve dans une semblable circonstance. L'efficacité de ce moyen n'est d'ailleurs rien moins que prouvée; car si, d'un côté, le méat urinaire tend dans ce cas à se rapprocher de l'orifice du col, le col de son côté est manifestement porté plus en arrière, puisque la position occupée par la femme a pour effet d'augmenter encore l'antéversion, le fond de l'utérus se trouvant sollicité à se porter en avant. Ce moyen, plutôt théorique que pratique, doit donc être rejeté.

Lorsque l'utérus est dévié en arrière, ou aura recours pour le redressement passager à un moyen que nous avons entendu

(1) *Maladies de l'utérus et de ses annexes*, 1866.
(2) Traité des *Maladies de l'utérus*.

préconiser par M. le professeur Pajot. Le fond de l'utérus étant porté du côté du rectum, on provoquera la constipation au moyen de préparations opiacées, pour amener l'accumulation des fèces dans cette portion de l'utérus. Le rectum étant suffisamment distendu pour refouler en avant le fond de l'utérus, le coït sera pratiqué modérément; on aura, comme nous l'avons déjà dit pour le traitement de l'antéversion, la précaution d'attendre les premiers jours qui suivent le flux menstruel, puisque c'est à cette époque que la fécondation présente le plus de probabilités à l'état physiologique.

Dans les cas de déviations latérales, on déterminera la direction du col de l'utérus et on donnera des conseils en rapport avec la position qu'il occupe. Il en sera de même lorsqu'on aura constaté la présence d'un diverticulum dans lequel l'organe copulateur va pour ainsi dire se fourvoyer.

Le diverticulum existe-t-il sur le côté gauche du col? La position au moment du rapprochement sexuel devra être telle que l'organe copulateur soit dirigé à droite. Le pénis, au contraire, sera dirigé à gauche, si le diverticulum siége à droite. De plus, comme la présence d'un diverticulum est une preuve de disproportion entre les organes sexuels des époux, on recommandera d'éviter l'intromission complète de l'organe copulateur.

M. le professeur Courty, à propos de la dysménorrhée et de la stérilité qui l'accompagne dans les cas d'inflexions excessives, se montre jusqu'à un certain point partisan du débridement du col, lorsque la dilatation ne suffit pas pour surmonter les obstacles. Nous pensons que cette opération, toujours grave, doit être rejetée. La stérilité, malgré ses inconvénients, ne compromet pas la santé des sujets; il n'en est pas de même du débridement du col, qui, dans des cas malheureusement trop nombreux, a été suivi de mort; c'est donc une opération à laquelle on ne doit avoir recours que dans les accouchements, alors que la vie de la mère et celle de l'enfant se trouvent compromises. « Et si la dilatation n'a rien pu contre l'obstacle, fait observer avec raison M. le professeur Pajot, affirmerez-vous le succès du débridement au point de vue de la fécondation ? »

Il est un autre mode de traitement de la stérilité dont je ne parlerai que pour le flétrir; j'ai nommé certains procédés de *fécondation artificielle.*

Mus par l'appât du gain, bien plus que par l'amour de la science ou l'intérêt de l'humanité, un grand nombre de charlatans étalent chaque jour leurs réclames écœurantes à la quatrième page des journaux; exploitant l'ignorance et la sottise, ils n'inspirent que du mépris.

« Les procédés de pisciculture, appliqués à l'espèce hu-« maine, paraîtraient sans doute la chose du monde la plus « réjouissante, dit M. le professeur Pajot (1), si ce n'était en « même temps la plus triste et la plus honteuse. Toutes ces « excentricités, venues du nouveau monde, auront de la peine « à s'acclimater définitivement chez nous; le grand bon sens « de notre corps médical est un mauvais terrain pour le dé-« veloppement de pareilles pratiques. »

(1) *Archives générales de médecine*, numéro de février 1867.

OBSERVATIONS.

ANTÉVERSION DE L'UTÉRUS. — STÉRILITÉ. — EMPLOI DES ÉPONGES, SUIVI DE GROSSESSE. — *Observation communiquée par madame Boivin à Ameline* (Thèse de Paris, 1827.)

On avait conseillé à une jeune femme, comme un exercice convenable, de frotter son appartement. Quoique mariée depuis plusieurs années, elle n'était point devenue enceinte, elle était sujette à une constipation opiniâtre, et les règles étaient peu abondantes. Madame Boivin reconnut par le toucher l'existence d'une antéversion de l'utérus, qui avait probablement été déterminée par des efforts répétés pour aller à la selle. Après avoir opéré la réduction de l'organe déplacé, madame Boivin employa pour le maintenir des éponges, que le relâchement de la paroi antérieure du vagin lui permit de placer entre le corps de l'utérus et la paroi correspondante de la vessie. Ce pansement, renouvelé tous les jours, devint, au bout de quelque temps, assez facile pour être confié à la malade elle-même. Madame X... étant devenue enceinte après quelques semaines, eut une grossesse et un accouchement naturels, à la suite desquels l'antéversion n'a point récidivé.

ANTÉVERSION DE L'UTÉRUS AVEC RELACHEMENT DU VAGIN. — EMPLOI D'UN PESSAIRE EN BONDON SUIVI DE GROSSESSE. — *Observation communiquée comme la précédente.*

Madame X..., ayant eu déjà plusieurs enfants, éprouva une antéversion de la matrice et un relâchement considérable du vagin, déterminés par une constipation opiniâtre qui exigeait de très-grands efforts pour l'expulsion des matières stercorales. Madame Boivin, consultée par la malade, après avoir reconnu le déplacement de l'utérus, employa pour le maintenir un pessaire en bondon. — Au bout de quelque temps, les règles n'ayant point paru, des symptômes de grossesse se déclarèrent; elle ne fut traversée par aucun accident et fut suivie d'un accouchement heureux, à la suite duquel la matrice, rétablie dans sa direction, n'a subi ultérieurement aucun déplacement. Deux grossesses et deux accouchements naturels ont encore eu lieu depuis cette époque.

ANTÉVERSION AVEC STÉRILITÉ. — TRAITEMENT ANTIPHLOGISTIQUE, SUIVI DE GROSSESSE.

Madame la comtesse Sh... avait eu déjà un enfant à terme, à la suite d'un accouchement des plus laborieux : la délivrance surtout avait présenté des difficultés dues à l'adhérence d'une portion du placenta, que l'on fut obligé de laisser dans l'utérus, après des tentatives multipliées d'extraction avec la main. On fit des injections de décoction de quinquina, et tous les symptômes d'une métrite aiguë ne manquèrent pas de se développer. Cependant, madame Sh... se rétablit après une longue convalescence.

Quinze mois après cet accouchement elle redevint enceinte : elle eut alors beaucoup à souffrir de douleurs de reins, qui se terminèrent au bout de trois mois par un avortement. Cet accident, accompagné et suivi de pertes de sang considérables, laissa la malade dans une grande faiblesse.

Le cours des règles ne se rétablit qu'imparfaitement; on conseilla un voyage dans le midi de l'Europe. Madame Sh...

vint en France. Bien que les époux vécussent ensemble, deux ans et demi s'étaient écoulés sans qu'il y eût de nouvelle grossesse. Madame Sh... se plaignait de tiraillements douloureux dans les aines, de pesanteur sur le fondement; elle restait plusieurs jours sans aller à la garde-robe, obligée alors de faire des efforts violents pour vider le rectum.

Lorsque je fus consultée au mois d'avril 1830, je trouvai le fond de l'utérus abaissé dans le vagin, présentant son fond en avant, et son orifice porté très-haut en arrière et un peu à gauche du coccyx. Cet organe était très-sensible au toucher, ainsi que l'entrée du vagin, qui était resserré, sec et d'un rouge vif, disposition entretenue par la fréquence des rapports conjugaux, les époux ayant le plus grand désir d'obtenir des enfants.

La situation de l'organe était devenue un obstacle, au moins présumable, à la conception, on sentait la nécessité de le restituer et de le maintenir dans sa situation naturelle, mais il convenait auparavant de faire cesser l'irritation des parties; c'est pourquoi M. Kaplein et moi conseillâmes : 1° Abstinence complète du coït; 2° application de sangsues autour de l'anus; bains de siége émollients; injections de même nature au moyen d'une seringue à piston, instrument préférable à tout autre, à cause de son petit volume, et parce qu'on peut prolonger indéfiniment l'injection, qu'on peut ralentir ou augmenter, et faire cesser entièrement à son gré le jet du fluide dirigé dans le vagin. Ce traitement, continué pendant un mois, amena la cessation des douleurs; on employa alors, avec la même seringue, des injections composées d'une forte décoction de plantes aromatiques. Le jet de l'injection était dirigé par la malade elle-même, et poussé avec force, comme je le lui avais indiqué, en plaçant l'extrémité de la canule à l'entrée du vagin, dans la direction des pubis. Nous eûmes l'attention de tenir le ventre libre avec des lavements laxatifs, pour éviter toute espèce d'effort. Un régime tonique succéda au régime débilitant auquel était soumise depuis longtemps madame Sh...; l'eau de Seltz colorée de vin de Bordeaux, des viandes rôties lui furent conseillées de préférence à toute autre substance alimentaire.

Après deux mois de décubitus sur le dos et de séparation absolue du lit conjugal, il y eut entre les deux époux plusieurs rapprochements qui furent suivis de grossesse.

A deux mois, douleurs derrière les pubis accompagnées de vomissements; pouls plein, petit, fréquent. Saignée de deux palettes, soulagement marqué.

Dans les premiers jours du mois d'août, ces symptômes se sont renouvelés à la suite d'émotions causées par la révolution des derniers jours de juillet 1830; des bains simples tous les deux jours, un épithème de thériaque avec addition de quatre grains d'opium, appliqué sur la région de l'estomac, firent cesser toutes les souffrances, et cette dame a parcouru, sans aucun accident, le reste de sa grossesse (1).

RÉTROFLEXION AVEC INFLAMMATION DE L'UTÉRUS. — REPOS, LAXATIFS, TONIQUES. — AMÉLIORATION SUIVIE DE GROSSESSE. (*Bell. Monthly Journal*, 24 novembre 1846.)

Madame J..., âgée de vingt-huit ans, de petite taille, dit avoir souffert d'une maladie utérine depuis quatre ans. En examinant le vagin, nous trouvâmes l'utérus rétrofléchi et beaucoup augmenté de volume, tellement qu'il pouvait à peine être déplacé dans le vagin. La santé générale est mauvaise. Je

(1) Madame Boivin et Dugès, in *loc. cit.*

lui ordonnai de garder constamment le repos au lit ou sur un sofa, de se tenir le ventre libre, de prendre du calomel et quelques toniques végétaux. Les remèdes furent suivis d'une grande amélioration dans la santé générale, de diminution des douleurs et du volume de l'utérus. Au mois de janvier 1847, l'organe était aisément mobile, non douloureux, mais toujours rétrofléchi. Je voulais essayer de remettre le fond en place, mais la malade m'informa que l'époque menstruelle avait éprouvé un retard de quinze jours. La grossesse étant probable, aucune tentative ne fut faite. Elle accoucha d'une fille à terme. Je lui conseillai de garder le lit un mois entier après la délivrance. Il n'y eut pas de rechute.

RÉTROFLEXION DE L'UTÉRUS. — APPLICATION D'UN SUPPORT. — TRAITEMENT ANTIPHLOGISTIQUE. — RÉDUCTION DÉFINITIVE SUIVIE DE GROSSESSE.

Décembre 1845. — Madame R..., âgée de vingt-quatre ans, mariée, a un enfant. Elle fit une fausse couche quinze jours environ avant que je la visse. Cet accident n'eut pas de suite, et elle fut bientôt assez forte pour se lever. Aimant la danse, elle s'y livra beaucoup, et vers la fin de la soirée elle sentit une sensation de pesanteur dans le bassin, suivie d'une douleur aiguë et d'une syncope. On m'envoya chercher trois jours après; je la trouvai hystérique et se plaignant d'une grande douleur dans l'estomac, plus spécialement dans les aines et dans les reins. Elle me dit que depuis l'accident elle ressentait des douleurs dans la matrice; que la douleur retentissait principalement dans les reins, tout à fait en bas; elle avait une grande difficulté à aller à la garde-robe et un écoulement. A l'examen, je trouvai que le vagin était brûlant, que le col dirigé en avant était abaissé vers la vulve; ses lèvres étaient gonflées et engorgées, molles et douloureuses à la pression; le col était élargi, et immédiatement derrière lui était une tumeur dure et douloureuse placée entre le vagin et le rectum. La sonde utérine étant introduite avec précaution, on sentit son extrémité dans la tumeur. Je déplaçai alors le fond, et la tumeur avait disparu de la cavité du bassin; la douleur cessa immédiatement dans cette position; le col regardait en arrière. La dureté et l'engorgement du col diminuèrent graduellement et promptement, de sorte qu'avant d'avoir fini mon examen, il était à peu près réduit à son volume naturel. Deux heures après que la matrice eut été replacée, j'examinai encore et je trouvai que le col et ses lèvres avaient perdu leur caractère engorgé. L'utérus garda sa position naturelle pendant un jour; le fond devenant encore rétrofléchi, fut replacé avec le même résultat.

Le 6 janvier 1846, j'introduisis le support. J'éprouvai une grande difficulté à faire passer l'instrument dans l'orifice du col, par suite de sa constriction; je ne pus y parvenir qu'après avoir élargi l'ouverture au moyen d'un dilatateur (celui qui a été recommandé par le docteur Rigby). Le support passa alors en entier jusqu'au fond, qui fut replacé et tenu dans sa position naturelle. L'instrument fut bien supporté par la malade, sans douleur et sans aucun autre inconvénient jusqu'au cinquième jour, où il fut partiellement déplacé et dans la nécessité d'être retiré; l'accident qui déplaça l'instrument eut lieu la veille au soir, à la suite d'un violent accès d'hystérie dans lequel la malade s'élança soudainement de son lit et tomba par terre. Le fond reprit alors la position rétrofléchie, les douleurs revinrent, le pouls s'accentua et la fièvre revint. Dans cet état, elle fut visitée par mon ami le docteur Murfy, qui s'entendit avec moi pour avoir recours à un traitement antiphlogistique. Des sangsues furent appliquées sur le col de l'utérus, et du calomel et des purgatifs salins furent administrés, des bains chauds furent recommandés et employés avec avantage. Elle se remit bientôt de ces symptômes sérieux, mais ceux qui étaient moins graves continuèrent d'une manière chronique pendant février et mars. Dans le dernier mois, la santé s'améliora notablement, mais il y eut persistance des symptômes de la rétroflexion de l'utérus.

2 *avril.* — L'absence de tout symptôme grave, le bon état actuel de la santé générale et le désir d'atténuer les symptômes fâcheux de la maladie, m'engagèrent encore à introduire le support utérin, heureusement avec un bon résultat. Cette introduction fut peu douloureuse, mais la réduction du corps de l'utérus le fut un peu. Quelque temps après, la malade parut très-contente de ne plus éprouver ses anciennes douleurs; elle continua de porter l'instrument sans inconvénient et put marcher facilement.

16 *mai.* — J'enlevai définitivement l'instrument, la malade partit; après une absence d'un mois, elle revint en parfaite santé et à même de faire une longue course sans fatigue; l'utérus était revenu dans sa position naturelle.

En mars 1847, elle m'informa qu'elle était au cinquième mois d'une grossesse très-heureuse (1).

---

(1) S. Lée, *Med. Gaz.*

OBSERVATIONS

COMMUNIQUÉES PAR M. LE PROFESSEUR PAJOT.

Observation I.

La fille d'un grand industriel de Paris vient me consulter, se plaignant de ne point avoir d'enfant après quatre ans de mariage. Le mari et la femme sont bien constitués.

Je constate une latéroversion gauche; le mari s'est fait une fausse route dans le cul-de-sac latéral gauche; l'extrémité vaginale du col appuie sur la paroi droite du vagin.

Je conseille le rapprochement sexuel sur le côté. Quinze jours après mon avis, la grossesse survient.

Observation II.

Madame de T... vint me consulter, en 1861, sur une maladie utérine pour laquelle elle avait déjà pris l'avis de plusieurs médecins allemands; je reconnais par le toucher, et *sans difficulté aucune*, une rétroflexion complète; le fond est plus bas que le col, l'utérus a la forme exagérée d'une cornue. Je conseille une grossesse, en déclarant qu'elle me paraît difficile à obtenir. Madame de T... est mère déjà de deux enfants, elle est à Paris depuis peu de jours; sa dernière époque menstruelle a été régulière il y a quinze jours. L'époque qui suit mon examen manque. La malade était enceinte quand elle s'est présentée chez moi. L'utérus s'est réduit spontanément vers quatre mois, et j'ai fait l'accouchement à terme sans accident aucun.

PARIS. — TYPOGRAPHIE DE E. PLON ET Cie, 8, RUE GARANCIÈRE.

www.ingramcontent.com/pod-product-compliance
Ingram Content Group UK Ltd.
Pitfield, Milton Keynes, MK11 3LW, UK
UKHW021144230726
13926UKWH00002B/917

9 782014 068078